# Dieta Dash

Deliciosas y saludables recetas bajas en sodio para
finalmente bajar la presión arterial

*(Recetas simples para iniciar un estilo de vida saludable y
reducir la presión arterial)*

**Raimundo de La Rosa**

# TABLA DE CONTENIDOS

# Capítulo 1: Cree en ti

¿estás familiarizado con las creencias limitantes? ¿Sabes lo que estas palabras significan? Es un concepto bastante sencillo, concebido por la neurociencia para ayudarnos a entender las formas en que funciona nuestro cerebro. Consisten en una variedad de pensamientos pesimistas, negativos y nociones preconcebidas. Estas expresiones, generalmente, se encuentran profundamente arraigadas en nuestra mente subconsciente. Son las claves mediante las que interpretamos el mundo. Las creencias limitantes nos empujan a pensar que no somos capaces de realizar algo, bien porque no sabemos cómo o por no tener las herramientas para ello.

La mayoría de las personas tienen creencias limitantes. Sin embargo, es posible desprendernos de estas ideas limitantes con un sencillo cambio en nuestra estructura de pensamientos. Evaluar lo que hemos conseguido en la vida, por ejemplo, es uno de los ejercicios de introspección que los expertos recomiendan para limpiar nuestra mente subconsciente del "no puedo".

"No puedo bajar de peso porque..." No importan las supuestas razones por las que crees que es imposible bajar de peso; importa que esa creencia existe y que tienes que eliminarla de ti. En conclusión, podemos eliminar las creencias limitantes si podemos identificarlas, confrontarlas y modificarlas. Tan sencillo como reprogramar una computadora. Y es que, si lo piensas bien, la mente humana no es más que una gran y compleja máquina. John C. Maxwell, autor de culto, se refiere a estas creencias en los siguientes términos:

La mente tiene una tremenda influencia sobre nuestras vidas. Lo que captura y mantiene nuestro enfoque determina nuestras acciones. Por esta razón, el lugar donde nos encontramos hoy en día es el resultado de los pensamientos dominantes que están en nuestras mentes. Así también, la manera en que pensamos determina nuestras actitudes. Pero como ya lo he dicho, la buena noticia es que tú y yo podemos cambiar eso. Tú puedes controlar tus pensamientos, y debido a eso, tú puedes controlar tu actitud.

## Capítulo 2: Además de la nutrición y el ejercicio,

El trabajo, la vida social, las rutinas de ejercicio y la planificación de comidas contribuyen a un estilo de vida agitado. Así que no te olvides de dormir. La falta de sueño Generalmente definida como menos de siete horas para los adultos puede ser uno de los últimos obstáculos para arrojar las libras.

Cuando duermes, tu cuerpo realiza mantenimiento en tus músculos y cerebro. Tener la cantidad adecuada de sueño ayuda a mantener la sensibilidad de su cuerpo a la insulina para que no se convierta en grasas carbohidratos innecesarios, y mantiene sus niveles de hormona de crecimiento normal, mantenimiento ayuda a su cuerpo a quemar la grasa y muscular. El sueño también ayuda a regular las hormonas ghrelina y leptina. Cuando usted tiene suficiente sueño, niveles de ghrelina ir abajo para que usted se sienta satisfecho, y aumentan los niveles de leptina, te hacen sentir menos hambre. (Algunos estudios también han demostrado que el ejercicio ayuda con los niveles de leptina).

Además, el sueño puede ayudarlo a mantener los comportamientos que ha estado tratando de formar. Si no se duerme lo suficiente, la toma de decisiones se realice en el lóbulo frontal se ve afectada, haciendo que la pieza extra de pastel o midnight snack demasiado tentadora. Y, como todos sabemos, el no tener suficientes horas de sueño puede hacer que cinco minutos en coche al gimnasio se sienten como tirando de los dientes.

Otra cosa que puede ayudar con el sueño es la gestión del estrés. La cantidad de sueño es importante, por supuesto, pero también lo es mantener un horario regular para que su cuerpo los ciclos caen en un ritmo constante. Al igual que el sueño, el estrés puede dificultar la pérdida de peso al afectar las hormonas, la motivación y la toma de decisiones.

# reducción de la presión arterial

La presión arterial es una medida de la presión ejercida sobre los órganos y las arterias sanguíneas a medida que transportan la sangre por todo el cuerpo. Se divide en dos puntos:

• Presión sistólica: La fuerza ejercida sobre los vasos sanguíneos por los latidos del corazón.

Presión diastólica: cuando su corazón está en reposo, esta es la presión en sus vasos sanguíneos entre latidos.

Los adultos con presión arterial normal tienen una presión sistólica inferior a 2 20 mmhg y una presión diastólica inferior a 80 mmhg . La notación simple para esto se vería así: 2 20/80, siendo la presión arterial sistólica más alta que la diastólica.

La presión arterial alta se define como una lectura de 2 8 0/90 o superior en una persona.

## Optimice su dormitorio

Además de los comportamientos, el entorno en el que duermes es un componente crucial de una buena higiene del sueño. Para conciliar el sueño con más facilidad, quieres que tu dormitorio emane tranquilidad.

Si bien lo que hace que un dormitorio sea atractivo puede variar de una persona a otra, estos consejos pueden ayudar a que sea tranquilo y libre de interrupciones:

- Tenga un colchón y una almohada cómodos: su superficie para dormir es fundamental para la comodidad y un sueño sin dolor, así que elija sabiamente el mejor colchón y la mejor almohada para sus necesidades.

- Use ropa de cama excelente: las sábanas y las mantas son lo primero que toca cuando se acuesta, por lo que es beneficioso asegurarse de que coincidan con sus necesidades y preferencias.

- Establezca una temperatura fresca pero cómoda: ajuste la temperatura de su dormitorio para que se adapte a sus preferencias, pero erre en el lado más frío (alrededor de 610 grados Fahrenheit).

- Bloquee la luz: use cortinas pesadas o una máscara para los ojos para evitar que la luz interrumpa su sueño.

- Ahogue el ruido: los tapones para los oídos pueden evitar que el ruido lo mantenga despierto y, si no los encuentra cómodos, puede probar una máquina de ruido blanco o incluso un ventilador para ahogar los sonidos molestos.

- Pruebe Calming Scents: Olores ligeros, como lavanda.[6], puede inducir un estado mental más tranquilo y ayudar a cultivar un espacio positivo para dormir.

### Deliciosa Ensalada de Frutas con Almendras

**Ingredientes**

- 8  cucharadas de almendras

- 8 cucharadas de glaseado sin grasa

- 2 taza de ensalada de frutas

2 . Combine todos los ingredientes en un tazón y vierta glaseado sobre la parte superior.
2. Servir y disfrutar.
6 . Refrigere las sobras o congele hasta por un mes.

# Arándanos y Cereal de Avena Tostada Sin Azúcar con Leche Descremada

- 2 taza de arándanos o frambuesas
- 2 taza de leche descremada o baja en grasa
- 2 taza de cereal de avena tostada sin azúcar

**Preparación**

1. En un tazón, combine todos los ingredientes y sirva de inmediato.
2. Disfruta

# Ensalada De Vegetales Estilo Asiático

Para 8 personas

Ingredientes

Espinacas.....2  2  tazas

Ajo.....2  cucharada picada

Cilantro.....2  cucharada picada

Anacardos.....2  2  cucharada

Guisantes ..... 2  2  tazas

Salsa de soya baja en sodio.....2 cucharaditas

Zanahoria.....1 taza rallada

Pimiento rojo.....1 taza picado

Bok Choy.....2 2 taza picada

Cebolla amarilla.....1 taza en rodajas

Repollo rojo.....2 taza en rodajas

Direcciones

1. Enjuague todas las verduras con agua corriente fría y luego cuele.

2. Cortar las zanahorias, los pimientos, el bok choy y la cebolla amarilla en tiras finas.

3. Para cortar el repollo y las espinacas, pase el cuchillo por el grano y córtelos en tiras finas y estrechas.

4. Picar el ajo.

5. Corta el cilantro y los anacardos en trozos un poco más grandes.

6. Coloque el repollo, las espinacas, el cilantro, los anacardos y los chícharos en un tazón grande.

7. Rocíe con salsa de soja. Mezcle bien para combinar. Atender.

# Sándwich de hummus y verduras

Ingredientes:

Tres cucharadas de humus

1/2 de taza de pepino (en rodajas)

1/2 de aguacate (triturado)

1/2 de pimiento rojo mediano Dos rebanadas de pan integral

1 taza de ensalada mixta

1/2 de taza de zanahoria (rallada)

Instrucciones:

1. Unta una rebanada de pan con el humus.
2. Unta el aguacate en la otra rebanada de pan.
3. Rellenar el sándwich con el resto de los ingredientes.
4. Cortar por la mitad. Servir.

# Bolitas energéticas hechas con mantequilla de maní y avena

Ingredientes:

1/2   de taza de dátiles Medjool (picados)

Semillas de chía (para decorar)

1/2     taza de mantequilla de cacahuete natural

1  taza de copos de avena

Instrucciones:

1. En un bol con agua caliente, remojar los dátiles durante 20 minutos. Escurrirlos.
2. En un procesador de alimentos, pon la avena, los dátiles y la mantequilla de cacahuete.
3. Procesar hasta que estén bien picados.

4. Formar 15 a 20 bolas con la mezcla. Adornar con semillas de chía.
5. Enfriar en la nevera durante una hora o más. Servir.

## Arroz cubierto con ensalada de frijoles pintos

Ingredientes:

Una cucharada de aceite de oliva

2 1 cucharaditas de comino molido

2 1 cucharaditas de chile en polvo

Una cebolla pequeña (picada)

Un manojo de lechuga romana Dos dientes de ajo (picados)

Un paquete de 8,8 onzas de arroz integral listo para servir

Una lata de 25 a 30   onzas de frijoles pintos

Una lata de 5-10   onzas de chiles verdes (picados)

2  taza de maíz congelado

1/2   de taza de cilantro fresco (picado)

1  taza de salsa

1/2  de taza de queso cheddar

Instrucciones:

1. En una sartén a fuego medio, calentar el aceite.
2. Saltea la cebolla y el maíz durante 5 a 10 minutos.
3. Añade el comino, el chile en polvo y el ajo y saltea durante 1 a 5 minuto más.
4. Añade el cilantro, la salsa, los chiles verdes, el arroz y los frijoles pintos.
5. Cocina hasta que se calienten, removiendo de vez en cuando.
6. Poner los trozos de lechuga romana en un bol.
7. Vierte la mezcla de frijoles pintos sobre los trozos.
8. Adorna con queso. Servir.

Manzanas en un caldo cremoso de curry

Ingredientes

- 2  hoja de laurel

- tomillo 1  cucharadita

- Pimienta negra, al gusto

- 2  taza de arroz integral

- 12  tazas de vegetales bajo en sodio o caldo de pollo

- leche descremada 2  taza

- 2  1  tazas de cubos de manzana

- 4 cucharadas de aceite de oliva

- 1-5    tazas de cebolla finamente picada

- 2  taza de apio finamente picado

- 2  cucharadita de ajo picado

- 2 cucharada de curry en polvo, o al gusto
- 6 tazas de tomates enlatados

Direcciones

1. En una olla de sopa, caliente el aceite a fuego medio.
2. Agregue la cebolla picada, el apio y el ajo.
3. Saltee hasta que estén tiernos, aproximadamente 5 a 10 minutos.
4. Agregue el polvo de curry y cocine, revolviendo aproximadamente 2 minuto.

5. Agregue los tomates, la hoja de laurel, el tomillo, la pimienta negra y el arroz.

6. Revuelva constantemente mientras hierve.

7. Agregue caldo.

8. Vuelva a hervir y luego cocine a fuego lento durante aproximadamente 60 minutos.

9. Cuando el arroz esté tierno, retire la hoja de laurel.

10. Vierta la sopa en un procesador de alimentos o

licuadora y haga un puré hasta que quede suave.

11. Vierta la sopa en la olla y agregue la leche y los cubos de manzana.

12. Cocine hasta que se caliente por completo.

13. Cucharee en tazones individuales calentados y sirva inmediatamente.

## Halbut De Albahaca

Ingredientes

- 1  taza pistachos sin tostar
- 1/2  taza harina de maíz sin gluten
- 1/2  t. sal
- 1/2  t. pimienta
- 1/2  t. Ajo machacado

- 2  1  libras de fletán cortado en 8 filetes
- Sal y pimienta extra para condimentar los filetes.
- 2  cucharadita de aceite de oliva
- 2  cucharada de mantequilla blanda y ligeramente derretida

PREPARACIÓN

1. Mantequilla, pistachos, harina de maíz, ½  t. Sal, pimienta y ajo en un procesador de alimentos hasta que la mezcla esté bien combinada.
2. Corta el fletán en 5 a 10 onzas. Piezas.

3. Sal y pimienta los filetes de fletán por ambos lados.
4. Pon la aceituna en una fuente para horno y calienta a fuego medio.
5. Filete los filetes en un lado de la sartén, dales la vuelta y luego agrega una cantidad igual de migas de pistacho a cada pieza de pescado.
6. Hornee en el horno a 350 grados durante 20 a 25 minutos o hasta que el pescado se desmorone ligeramente con un tenedor.

## Guisado De Hinojo De Carne

INGREDIENTES

- Aceite de oliva al gusto
- 2 diente de ajo
- 2 puñado de semillas de hinojo

- 4 bonitas rebanadas de filetes de cerdo Capocollo
- 2 limón
- sal

## PREPARACIÓN

1. Cogemos una sartén grande, la calentamos, le ponemos un poco de aceite, normalmente no lo diría, pero se usa un poquito para ablandar la carne.
2. Agrega el ajo machacado, la sal, el jugo de limón y algunas semillas de hinojo silvestre.
3. Mantenemos la llama bastante alta para que la carne se dore al instante; le damos la vuelta por el otro lado y lo doramos por ambos lados.
4. Cuando la carne ya esté dorada y la sartén seca, cúbrela con una tapa y

déjala cocinar unos minutos, no más.

5. La carne debe estar bien cocida, pero no demasiado, de lo contrario quedará dura y sin brillo.

6. Cuando veas que la carne ya no está líquida, está lista, quita la tapa, deja que se seque bien y nuestros filetes de cerdo con limón e hinojo silvestre ya están listos.


Budín de chocolate


*Ingredientes:*


4 cucharadas. vinagre

1  taza de aceite de canola

4 tazas de agua
6   tazas de harina integral para
repostería

2  taza de azúcar

6   cucharadas cacao en polvo sin
azúcar 1  cucharadita de sal

1-5   cucharadita de bicarbonato de
sodio 2  cda. vainilla

*Direcciones:*

1. Precaliente el horno a 350 F. Coloque la harina, el azúcar, el cacao en polvo, la sal y el bicarbonato de sodio directamente en un molde para hornear sin engrasar de 9 por 2 6 pulgadas. Usa un batidor para mezclarlos.

2. Con una cuchara, haga 5-10 agujeros separados en la mezcla seca.

3. Vierta la vainilla en un agujero. Vierta el vinagre en otro agujero.

4. Vierta el aceite en el tercer orificio.

5. *Cocine el agua en el microondas a temperatura alta durante 5-10 minutos o hasta que esté hirviendo.

6. Vierta el agua hirviendo lenta y uniformemente sobre los ingredientes en la sartén.

7. Usa el batidor para mezclar todo durante 1 a 5 minutos.

8. No deben quedar rastros de ingredientes secos.

9. Hornee durante 55 a 60 minutos o hasta que un palillo

clavado en el centro del pastel salga limpio.

10. Deja que el pastel se cocine por completo.

11. Cortar en 40 cuadrados y servir.

# Helado de plátano y fresa

*Ingredientes:*

2  taza de bayas congeladas

1  taza de leche descremada

1-5    cucharadita de extracto de vainillaDirecciones:

6   plátanos grandes, cortados en trozos de 2  pulgada y congelados

1.  Pele y corte los plátanos durante la noche, o al menos 8 horas.

2. Retire los plátanos del congelador y agréguelos a un procesador de alimentos.

3. Agregue la leche y la vainilla y procese durante 1-5 minutos.

4. Una vez que el plátano esté partido, detenga el procesador y raspe los lados.

5. Continúe procesando hasta que alcance la consistencia de un helado suave, deteniéndose según sea necesario para raspar los lados del tazón.

6. Agregue las bayas y pulse hasta que estén en pedazos e incorporados a la mezcla de plátano.

7. Servir inmediatamente.